UN

DISPENSAIRE LYONNAIS

PAR

Le Docteur P.-Just NAVARRE

Membre titulaire de la Société d'Hygiène et de Médecine publique
de Paris
Membre de la Société des Sciences médicales de Lyon
Membre correspondant de la Société de Médecine d'Angers
Médecin du Dispensaire général
Médecin du Dispensaire spécial

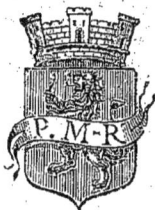

Te 23
529

Te 23
529

LYON
IMPRIMERIE MOUGIN-RUSAND
3, Rue Stella, 3

—

1892

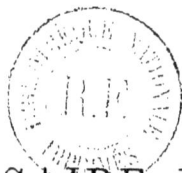

UN DISPENSAIRE LYONNAIS

Une vérité, banale à force d'avoir été dite, c'est que Lyon est la ville de la charité; mais ce qu'on n'a pas assez mis en lumière, c'est que de tout temps la charité y a revêtu des formes originales et que beaucoup d'œuvres lyonnaises se distinguent par un cachet particulier tantôt pratique, tantôt mystique, mais excitant toujours une sympathique curiosité.

Les *Servantes des pauvres*, ces Sœurs laïques des hôpitaux lyonnais, dont l'origine remonte au XVe siècle, sont uniques par leur organisation, qui ne comporte ni congrégation, ni supérieure. MM. Bouchacourt, Aynard et Fleury Ravarin se sont faits tour à tour leurs historiens.

La belle étude de M. Maxime du Camp sur l'œuvre du Calvaire, de Mme Garnier, est dans toutes les mémoires.

La Cité de l'Enfant-Jésus, l'œuvre de l'abbé Rambaud, n'est guère connue que par les prix Montyon que l'Académie lui a décernés. Elle est née de cette idée aussi belle qu'elle est simple et juste. Presque rien n'est nécessaire à l'existence du vieillard, et il n'est si débile personne qui ne puisse suffire, par un petit travail, à l'entretien de sa ration quotidienne. Ce qui réduit le vieillard isolé à la dure nécessité de tendre la main, c'est qu'il ne peut en même temps gagner son loyer. Loger le vieillard, c'est donc le soustraire à la mendicité et enlever une des plus grandes tristesses à cet âge qui en amène tant d'autres avec lui.

Voilà, certes, des institutions dont l'idée première n'est pas vulgaire et qui ont une physionomie bien à elles. Mais toujours les esprits généreux et délicats se sont efforcés de pratiquer discrètement la charité. Toujours, en effet, le bienfait anonyme a été le plus apprécié par les pauvres. Un précepte évangélique recommande le silence dans le bien, et n'est-ce pas Vincent de Paul, un maître en charité privée, qui a dit : « Le bruit ne fait pas de bien, le bien ne fait pas de bruit ? » Les âmes charitables ont pu obéir à ces idées pour pratiquer leurs bonnes œuvres ; mais il faut avouer que c'est pour un motif plus humain que l'anonymat dans le bienfait est souhaité par le pauvre.

A ce point de vue, l'assistance à domicile est un grand progrès sur l'assistance hospitalière. La misère n'est connue que du bienfaiteur et du médecin. Aussi, ces œuvres sont-elles très sollicitées et grands sont les services qu'elles rendent. On peut dire sans crainte de se tromper que l'assistance à domicile est le desideratum de la charité, qu'elle est la charité de l'avenir.

Là encore, Lyon ne s'est laissé devancer par aucune ville de France et les œuvres d'assistance à domicile y sont nombreuses et variées.

Depuis 1818, le Dispensaire général y fonctionne, l'on sait avec quel succès. M. Paul Rougier s'en est fait l'historien autorisé (1), et son passage à la présidence du Conseil d'administration marquera dans les annales de cet Etablissement charitable par l'impulsion qu'il lui a donnée.

Une œuvre, bien lyonnaise et bien originale aussi, qui mériterait plus qu'une simple mention en passant, c'est l'Œuvre de

---

(1) *Les œuvres d'initiative privée ; Le Dispensaire général de Lyon,* in-8°, 70 pages. Paris, 1888, Guillaumin et Cⁱ éditeurs.

la « Marmite », fondée au milieu du XVIIe siècle, par des dames de la ville, dans le but d'assister les pauvres honteux. L'assistance doit toujours être donnée en nature, bouillon, viande, légumes, vêtements, etc. Une grande marmite cuit journellement le pot au feu et l'on peut voir les vieillards s'empresser à venir trois jours par semaine, chercher la portion qui se compose « de deux litres de bouillon gras, une livre de « viande cuite, deux livres de pain (pendant les fortes cha- « leurs, la viande et le bouillon sont remplacés par des œufs, « du beurre et des légumes); ils reçoivent, en outre, une che- « mise toutes les semaines, une paire de draps tous les mois « et du charbon à des époques indéterminées. On en voit « ainsi venir 170, quelquefois davantage. Et tous ne sont pas « là ; il en est auxquels la charité doit se faire dans l'ombre, « loin de tout regard étranger ; pour ces pauvres honteux, la « portion est remise à domicile » (1).

Depuis 1679, les Sœurs grises autrefois, aujourd'hui filles de la Charité, sont attachées à cette œuvre, que l'on nomme officiellement l'Œuvre dès Dames, mais que les pauvres ont appelée plus brièvement « la Marmite », englobant les bonnes Sœurs elles-mêmes dans ce nom et les désignant sous le vocable de « Sœurs Marmite ».

Il faudrait enfin citer l'œuvre touchante des Sœurs de l'Assomption, qui ne déparerait pas la galerie de M. Maxime du Camp et qui est de l'assistance à domicile au premier chef. Les médecins du Dispensaire connaissent bien ces Sœurs, pour la plupart petites, gaies, charmantes avec leur teint d'Irlande, où beaucoup sont recrutées, si actives, si proprettes et qui les secondent si admirablement dans les pauvres logis.

Il est une œuvre, lyonnaise aussi et originale, réunissant les deux conditions de la charité parfaite, l'assistance gratuite à domicile et l'anonymat. Cette œuvre, née viable, se meurt cependant. Je voudrais vous en entretenir et saluer le « Dispensaire spécial » avant qu'il disparaisse.

_____

(1) Frécon, *Notice*, 1887.

I

Un mal qui répand la terreur..... Certes, le temps n'est
plus où les syphilitiques des deux sexes étaient fouettés publi-
quement et chassés hors la ville. Mais si la flétrissure des lois
ne les atteint pas, ils n'en restent pas moins l'objet de la répro-
bation du commun des hommes, et la syphilis est la maladie
honteuse au premier chef.

Outre que les médecins savent que la syphilis souvent n'est
pas vénérienne, que le nombre des *insontes* est relativement
élevé, que, d'autre part, syphilis ne veut pas dire débauche
habituelle et que tel pauvre diable paiera de l'infection un
moment de folie génésique, alors qu'un véritable débauché
restera indemne, leur esprit professionnel les porte à ne voir
dans les syphilitiques que des malades ordinaires et à les
englober tous dans la même pitié.

Il ne pouvait donc venir à l'esprit qu'à des médecins de
solliciter la charité privée pour des syphilitiques. Lyon, devait
être la première ville où germerait cette idée.

Tout le monde connaît le Dr Munaret, son livre : *le Médecin
des villes et des campagnes,* a été un des plus lus de toute
une génération médicale et il se trouve encore en bonne place
dans les bibliothèques des praticiens. Cet ennemi des charlatans était en même temps un philanthrope et c'est à lui que
revient l'honneur de la fondation à Lyon du « Dispensaire
spécial ». C'est en 1840 que, s'étant assuré du concours de
MM. Mermet, Montain, Polinière et Richard de Nancy, Munaret
lança l'idée d'un Dispensaire de syphilitiques et demanda à la
charité privée les moyens de faire vivre son œuvre.

Les arguments qu'il fit valoir, je les trouve dans une brochure, rarissime aujourd'hui, et dont je dois l'obligeante communication à M. le Dr Jutet, l'un des médecins de l'Œuvre:

« La maladie vénérienne est fréquente à Lyon, non que notre ville soit plus corrompue, mais parce que la police médicale et la bienfaisance publique ne font presque rien, l'une pour prévenir, l'autre pour remédier au fléau.

« Les charlatans se sont emparés du traitement des affections vénériennes et le « sans mercure » laisse la vérole évoluer et devenir mortelle. MM. les pharmaciens, herboristes, officiers de santé, etc., etc., donnent un nombre incalculable de consultations dites *gratuites*.

« Le riche peut guérir, quand il veut, promptement ; l'ouvrier ne peut se traiter, les remèdes spécifiques étant hors de prix, alors que pour quelques francs on pourrait assurer la guérison.

« L'Hôtel-Dieu ne reçoit pas les syphilitiques et l'entrée à l'Antiquaille est infamante ; du reste, il n'y a que trente lits pour les indigents.

« Pour se présenter au Dispensaire général il faut une carte et avouer son cas au souscripteur.

« Enfin, alors même qu'il existerait à Lyon un hôpital de vénériens, le Dispensaire spécial s'imposerait, parce qu'il aurait toujours pour clientèle assurée, les vénériens honteux, que l'hôpital effraie, les conjoints, contagionnés dans le mariage et innocents de leur mal, et les enfants victimes d'une syphilis congénitale ou autre.

« Le Dispensaire spécial aura surtout une clientèle d'ouvriers et de pauvres gens, mais non de filles publiques. »

L'enthousiasme fut grand au début et tout ce qui avait un nom à Lyon, tint à se faire inscrire sur la liste des membres fondateurs. On ne peut nier que les arguments du Dr Munaret ne fussent sérieux à cette époque et dignes d'être écoutés. Les souscripteurs à vingt francs affluèrent, la Ville inscrivit à son budget une somme annuelle variant de 2,000 à 5,000 fr. et l'Administration des Hospices ouvrit un crédit annuel de 1,000 fr. de médicaments.

Dans le deuxième compte-rendu médical, le Dr Ygonin, second médecin de l'Œuvre, fournissait un état de 4,698 malades traités du 1er janvier 1845 au 31 décembre 1848.

Peu à peu les souscriptions diminuèrent de quotité d'abord, puis de nombre, puis enfin s'éteignirent. La ville cessa sa subvention et le Dispensaire spécial, réduit à ses propres ressources, végète depuis quelque vingt ans. Il continue à vivre cependant, grâce à la subvention de l'Administration des Hospices, qui en somme se débarrasse ainsi économiquement d'un certain nombre de malades qu'elle aurait à nourrir et traiter à l'Antiquaille. Elle survit aussi parce que, de tous les arguments allégués par le Dr Munaret, si quelques-uns n'ont plus de portée, deux persistent dans toute leur rigueur, je veux dire : la gratuité du traitement et l'*incognito*.

II

S'il est une conclusion pratique, avérée par tous les syphiligraphes, c'est que le traitement de la vérole doit être long. A maladie longue, dit Fournier, il faut un traitement long. Nous ne sommes plus au temps où Ricord croyait pouvoir fixer à 5 à 6 grammes de proto-iodure, à 3 ou 4 grammes de bi-chlorure et à quelques centaines de grammes d'iodure de potassium, brochant sur le tout, le traitement de la syphilis et garantir ainsi l'avenir.

Nous ne croyons pas davantage aux syphilis faibles, quantités négligeables, aux syphilis moyennes, aux syphilis graves. Ce sont là procédés d'école et bons pour les livres. La clinique dément ces divisions, et nous apprend tous les jours, qu'une syphilis, très sobre d'accidents cutanés, réserve pour l'avenir de terribles catastrophes, et qne les syphilis cérébrales et médullaires ont pu être jugées comme insignifiantes dans leurs débuts.

S'il est hors de doute qu'il y a des syphilis fortes et des syphilis faibles, il est encore plus avéré que nous n'avons aucun moyen de reconnaître, dans les premières années, une syphilis faible d'une syphilis forte et de leur assigner pour l'avenir une évolution certaine, bénigne ou maligne. Non que je veuille nier qu'il n'y ait des syphilis malignes prématurément et facilement reconnaissables, mais c'est une doctrine absolument dangereuse, à mon avis, et capable d'amener de grands désastres, que celle qui autorise de certains syphiligraphes à dire à leur client : Vous avez une syphilis de rien du tout et un traitement léger en aura facilement raison, ou même, elle guérira sans traitement.

Oui, il y a des syphilis faibles, et qui guérissent d'elles-mêmes, et qui s'éteignent sans évoluer nécessairement vers la période tertiaire (j'emploie cette expression parce qu'elle est consacrée ; à proprement parler, il n'y a pas de périodes, et c'est encore là un procédé d'école). Mais, au début, nous n'avons aucun moyen de les reconnaître ; les signes qui ont été donnés comme probables, sont trompeurs et il n'y a pas à s'y fier. Donc, toute syphilis, forte ou faible en apparence, doit être traitée, énergiquement traitée, longuement traitée.

Ces idées, que M. Fournier a défendues avec tant d'autorité et de talent, j'ai eu l'occasion de les vérifier maintes fois au Dispensaire spécial et dans une pratique déjà longue des maladies syphilitiques.

Mais un traitement long de trois à quatre années, si l'on s'adresse au pharmacien, est nécessairement très dispendieux ;

il n'est pas de bourse ouvrière qui puisse y suffire. D'autre part, avec son insouciance habituelle, l'homme du peuple n'aura que trop de tendance à se croire guéri, alors qu'il ne sera que *blanchi.*

Depuis cinq ans, j'ai traité, au Dispensaire spécial, une moyenne de 300 à 350 syphilitiques par an, pour la modique somme de 3 francs à 3 fr. 25 par tête. C'est vraiment peu, et ces chiffres sont bien faits pour encourager à la continuation de l'œuvre.

Il est vrai que les sels de mercure sont d'un prix modique et que les hôpitaux les comptent au prix coûtant ; mais l'iodure de potassium est d'un prix relativement élevé et l'on pourrait s'étonner que j'aie pu obtenir des résultats sérieux pour une somme aussi minime.

Je demande la permission, à cette occasion, d'exposer mes idées sur le traitement de la vérole. Je ne sors pas du terrain de la pratique et il n'est si petite expérience que l'on doive la dédaigner. Je les résumerai dans les propositions suivantes :

1º Le mercure n'est pas seulement utile, il est indispensable à tous les âges de la syphilis. Le tout consiste à en varier les doses, les préparations et le mode d'administration.

2º Rien n'est plus problématique que l'action bienfaisante de l'iodure de potassium dans les premiers âges de la syphilis ; rien n'est plus évident que son action rapide dans la période dite tertiaire. Mais les résultats alors n'en sont durables qu'appuyés sur le traitement mercuriel. Le traitement mixte est le seul efficace à cet âge de la syphilis, et je croirais commettre une erreur thérapeutique en ne donnant que l'iodure de potassium. Les périostoses et les gommes, si rapidement amendées sous l'influence de l'iodure seul, reparaissent aussi non moins promptement quelque temps après la cessation du remède. Tandis que si le traitement a été mixte et d'une durée convenable, la guérison est définitive,

3º Enfin, et c'est là le point sur lequel je désire insister, les petites doses d'iodure de potassium, administrées par petites fractions, sont aussi actives que les doses massives, administrées par grammes ou demi-grammes à la fois. J'ai la conviction absolue que le résultat qui ne sera pas obtenu au moyen d'un gramme d'iodure de potassium, fractionné en 24 heures, par dose de dix centigrammes, on ne l'obtiendra pas davantage en donnant 4 grammes par 24 heures en 4 doses. J'ai maintes fois renouvelé l'expérience, et toujours je suis arrivé à la même conclusion. Je n'ai dépassé la dose d'un gramme *pro die* que dans les cas menaçants de syphilis cérébrale ou médullaire, mais toujours en fractionnant par doses de 10 à 15 centigrammes.

Un fait bien reconnu c'est que les petites doses d'iodure provoquent plus facilement des symptômes d'iodisme que les doses massives.

Quelle meilleure preuve à donner de leur action ?

N'est-on pas plus certain de l'action du mercure, quand il provoque un léger agacement des dents ? Cela est si vrai, que M. Fournier insiste sur les doses jusqu'à l'apparition de ce signe.

Invoquera-t-on la *tolérance* qui s'établit d'emblée pour les fortes doses ? Le mot tolérance ne signifie pas grand'chose. Souvent il est synonyme de non absorption.

Le calomel donne promptement la salivation à doses réfractées ; il purge énergiquement à haute dose. Dira-t-on qu'il y a tolérance de l'organisme pour les doses massives ? Non, les fortes doses ne sont pas absorbées, simplement.

Les sels de soude et de magnésie constipent à la dose de six à huit grammes en potion ; ils purgent fortement à la dose de quarante grammes. Dans le premier cas ils sont absorbés en presque totalité ; dans le second, la majeure partie passe par l'intestin. Il ne vient à l'esprit de personne de parler à ce propos de tolérance.

D'un autre côté, que signifie le mot tolérance appliqué aux doses rasoriennes de tartre stibié ? Peut-on appeler de ce nom, cet état nauséeux, avec dépression profonde des forces et diarrhée colliquative ? Non, cela constitue au contraire une aggravation de l'empoisonnement.

Ne voit-on pas cette prétendue tolérance pour les médicaments dangereux cesser, et brusquement apparaître les phénomènes d'intoxication ? On dit alors qu'il y a saturation. Cela n'explique rien. Le médicament, par suite d'une disposition particulière de l'organisme, n'était pas, jusque-là, absorbé en quantité suffisante, et il l'est tout d'un coup par un changement que nous ne pouvons pas apprécier.

Le mot tolérance est donc un de ces vocables que les thérapeutistes feront bien d'expliquer ou de supprimer.

Pour ce qui est de l'iodure de potassium, il est hors de doute, pour moi, que si les doses massives peuvent être administrées sans inconvénients, ce n'est pas une raison pour qu'elles soient plus actives. On doit croire plutôt que la minime partie est absorbée et le reste, inerte, s'élimine par l'intestin en provoquant quelquefois, non toujours, de la diarrhée.

On sait la rapidité avec laquelle l'iodure de potassium traverse l'organisme et combien peu de temps après l'ingestion il apparaît dans la salive et l'urine, dans sa presque totalité. Le lendemain déjà, il faut les procédés les plus minutieux pour en déceler des traces. Il était à présumer, d'après cette expérience, qu'une très minime quantité suffisait à l'action médicamenteuse. Cette vue théorique m'a été confirmée par la pratique, et j'invite tous les praticiens à vérifier l'exactitude des résultats cliniques des petites doses fractionnées. Cette méthode a le triple avantage d'être économique, sûre et la mieux acceptée du malade. Les cas d'intolérance du remède ne sont pas rares et il importe d'employer un moyen si facile de faire prolonger l'emploi de ce précieux médicament, qui n'est efficace qu'à la condition d'être longtemps continué.

Donc, en employant surtout le sublimé, en réservant l'iodure de potassium à un nombre limité de cas et en le donnant alors à des doses qui varient de 25 centigrammes à un gramme, on comprend que l'on puisse arriver à des résultats thérapeutiques certains, avec une dépense des plus minimes.

J'ai suivi les mêmes malades pendant deux et trois ans, ce qui est un résultat merveilleux pour qui connaît l'incurie de l'ouvrier à l'égard de la vérole. Les femmes sont moins fidèles· Cela tient à deux causes : la première est générale ; c'est l'inconstance, la mobilité qui est proprement le fond féminin. La seconde, c'est qu'avec la femme surtout, il importe de dorer la pilule, et qu'une médication aussi sévère que la liqueur de Van Swieten (je la donne aux femmes par cuillerée à café et quelquefois par demi-cuillerée à café dans du lait, ne dépassant guère 4 à 5 cuillerées à café par jour, soit deux centigrammes de sel actif), qu'une médication, dis-je, qui ne comprend aucune tisane, dite *dépurative*, aucun sirop, aucune pastille, n'est pas faite pour retenir la femme, malgré le vif désir qu'elle a de guérir. C'est elle surtout qui cesse aussitôt qu'elle est *blanchie* et revient ensuite avec d'autres accidents qu'elle croit être une maladie nouvelle.

Donc, facilité du traitement à domicile, gratuité de la médication, telles sont les premières raisons de la durée de l'œuvre, malgré les entraves de toutes sortes qui ont été apportées à son fonctionnement.

Une raison plus prépondérante encore, c'est l'anonymat du bienfait. Le malade se présente aux heures de la consultation, on ne sait qui il est, d'où il vient, ce qu'il fait (à moins que le médecin ne s'en informe pour un but thérapeutique), on lui donne un numéro, qu'il n'a qu'à rappeler à chacune de ses visites, et il est traité jusqu'à guérison, ou tant qu'il lui plaît de revenir. Ce mode de charité est le plus appréciable et la main gauche ignore réellement le bien que fait la main droite. Il est des pauvres honteux qu'il faut secourir sans qu'ils s'en doutent et qui mourraient plutôt que de s'adresser à la charité publique ou privée. La vérole est véritablement *honteuse* en ce sens, et non au sens habituel ; c'est elle surtout qu'il faut traiter incognito, et tous les médecins savent qu'ils la doivent quelquefois traiter à l'insu de la malade elle-même.

III

Je crois avoir dûment établi que l'Œuvre de Munaret doit vivre.

C'est une œuvre originale, lyonnaise et qui a droit de cité.

Tous les médecins qui co oont succédé à l'Œuvre sunt una- nimes à le constater dans leurs rapports, elle s'adresse spécia- lement à la classe ouvrière et soulage souvent des infortunes imméritées ; elle a pour but de traiter une affection qu'il importe surtout de soigner à ses débuts, pour en prévenir les suites et la propagation. Et pour que ce résultat soit obtenu, il faut les deux conditions de la gratuité et de l'incognito.

J'ai dit que l'œuvre avait été fondée par des médecins. Dans les dix premières années, un médecin fut toujours parmi les administrateurs, et le docteur Brachet a été l'un des premiers présidents. Mais peu à peu ils ont été éliminés. Ils avaient acquis dans le Conseil une légitime influence qui porta, peut- être, de l'ombrage. Les hommes du monde ont quelquefois de ces suspicions à notre égard. Quand une question technique se présentait, on consultait bien le médecin de l'Œuvre ; mais celui-ci, nommé pour cinq ans, et non initié aux ressources pécuniaires, ne pouvait que difficilement apporter des idées suivies et pratiques.

Des médecins seuls, pénétrés de l'esprit de leur profession, eussent pu rappeler de temps à autre le *Dispensaire spécial* au souvenir des gens de bien ; seuls, ils eussent osé solliciter la charité privée pour ces malheureux ; seuls, ils pouvaient parler honnêtement et sciemment des syphilis ignorées, des syphilis *insontium*, et je crois bien voir en disant que le concours du médecin était nécessaire, non seulement au fonctionnement de l'Œuvre, mais encore à sa viabilité.

Quelques rapports des docteurs Ygonin, Lavirotte, Gubian avaient été imprimés et livrés à une publicité restreinte.

Deux faits ressortent de la lecture de ces rapports. C'est, en premier lieu, le relevé des professions des clients du Dispensaire spécial : presque tous sont ouvriers, ouvrières ou ménagères ; le très petit nombre relève de la prostitution. La seconde remarque, c'est le nombre relativement grand des syphilis *insontium* et des femmes légitimes infectées par leurs maris.

Mais peu à peu le silence s'est fait sur les hommes et les choses de l'Œuvre et elle est en train de s'ensevelir doucement sous la neige de l'oubli.

On l'a dit souvent, Lyon est la ville des œuvres et des choses inachevées. Depuis la vieille cathédrale gothique jusqu'à l'église de construction moderne, depuis le vieux palais municipal jusqu'aux maisons particulières, partout on trouve de l'incomplet. L'église attend son clocher, le palais son belvédère, la maison sa décoration, la niche son saint, la plupart des rues elles-mêmes leur alignement, et les *cours* commencés sur un plan grandiose y finissent en lunette d'approche.

Nombre d'esprits même y donnent l'impression de l'inachevé, et les cosmopolites qui prétendent ne s'étonner de rien, s'avouent surpris en pénétrant plus avant dans l'esprit lyonnais. Ce mélange de froide raison et de mysticisme, de réserve

et d'enthousiasme, de longue sagesse et d'emballement sou-
dain, de parcimonie habituelle et de dispendieuse folie à un
moment donné, de douceur quasi moutonnière et de colère
furieuse, de politesse, d'affabilité quotidiennes et de grossièreté
subite : tout cela est fait pour dérouter.

Les intelligences, ardentes au début et qui paraissaient infa-
tigables, se voilent souvent à l'âge de la maturité, alors qu'on
s'attendait à les voir produire les fruits admirables que pro-
mettaient les luttes et les recherches de leur jeunesse. C'est à
croire parfois que le Lyonnais s'efforce surtout à devenir
quelque chose, mais qu'il lui importe moins d'être quelqu'un.
Le but qu'il s'était proposé, une fois atteint, devient aisément
le siège où il se repose souvent et s'endort quelquefois. *Ali-
quando bonus dormitat.....*

Si vous rencontrez un homme dont les vues tendent toujours
à élever le débat, à généraliser, à passer du fait à la loi, c'est
peut-être une belle âme, peut-être aussi une grande intelli-
gence ; quant à son esprit, s'il n'est pas toujours chimérique,
ce sera très probablement le moins pratique du monde et il
vous étonnera par ses naïvetés. Les petits côtés d'une question plaisent à beaucoup et souvent les frappent seuls ; mais
seules aussi ces vues restreintes sont capables d'amener des
conséquences pratiques et immédiates.

En homme pratique qu'il est, le lyonnais prend souvent la
question par le petit côté ; il voit les choses de près et les
résultats palpables, prochains, sonnants, ne sont pas pour lui
déplaire.

Mais restons dans les œuvres de charité. Le Dispensaire
spécial, en s'éteignant doucement, ne fait qu'ajouter au nombre
des œuvres lyonnaises, brillantes au début, qui périclitent au
bout d'un temps plus ou moins court, d'autant plus court
quelquefois qu'elles ont d'abord soulevé plus d'enthousiasme.

A cette pénible règle, le Dispensaire général fait une bril-
lante exception. Le voici âgé de trois quarts de siècle, et depuis

trois ans, on peut dire qu'il subit un renouveau, une nouvelle fièvre de croissance. L'assistance à domicile s'est complétée par une polyclinique des plus suivies, et ces résultats heureux sont dus à l'initiative, à l'activité, au dévoûment gratuit de deux hommes de bien : le Président actuel du Dispensaire et le très distingué Rédacteur en chef du *Bulletin médical*.

Peut-être que si le grand saint que je citais en commençant eût vécu de nos jours, il n'aurait pas tenu le même langage. En cette fin de siècle, je crois qu'il est bien difficile de faire un peu de bien, sans faire en même temps un peu de bruit. L'important est que le bruit et le but soient honnêtes. Les bourses sont sollicitées de tous côtés à s'ouvrir et pour que les cordons ne s'en délient qu'à bon escient, il faut que les œuvres soient connues dans leurs origines, dans leurs moyens, dans leurs résultats et qu'on ne se lasse pas de les rappeler. Grâce aux hommes que je citais tout à l'heure, le Dispensaire général prend un nouvel essor et le petit bruit qu'ils mènent fait un grand bien.

Je ne sais l'avenir réservé au Dispensaire spécial. J'ai dit pourquoi il devait vivre et comment il se meurt d'anémie. On peut prévoir que le jour où l'Administration des Hospices cesserait son crédit annuel de médicaments, l'Œuvre ne tarderait pas à être désertée par les malades. Car, que sert une consultation gratuite si elle n'est pas sanctionnée par une médication gratuite ? Dans ce cas, la meilleure solution à intervenir serait une fusion du Dispensaire Munaret avec son frère aîné, vivace lui, le Dispensaire général.

Les ressources, qu'en prévoyant et économe administrateur, M. le Président actuel du Dispensaire spécial a créées à l'Œuvre, trop modestes pour lui assurer une vie propre, seraient suffisantes pour fonder au Dispensaire général une clinique des maladies vénériennes, qui viendrait compléter et fermer le cercle de la polyclinique.

Les deux clauses essentielles à respecter, celles que j'ai montrées réellement originales et propres à alimenter l'œuvre

en clients : la gratuité absolue et l'incognito, seraient mainte-
nues formellement, et cette gratuité des remèdes ne serait
pas onéreuse au Dispensaire général, alors même qu'on ajou-
terait aux spécifiques quelques-uns de ces *toniques,* si appré-
ciés de notre pauvre clientèle.

Les jetons du Dispensaire général sont frappés à l'image du
bon Samaritain. En s'assimilant l'œuvre du Dispensaire spécial, notre vieille fondation lyonnaise ne dérogerait pas à sa
devise ; le bon Samaritain a été loué parce qu'il n'avait pas
cherché à savoir, avant d'intervenir charitablement, la condition de son prochain et la nature de ses plaies.

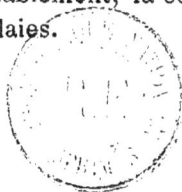

Lyon. — Impr. P. Mougin-Rusand, rue Stella, 3.

www.ingramcontent.com/pod-product-compliance
Lightning Source LLC
Chambersburg PA
CBHW050501210326
41520CB00019B/6304